ÉTUDE

SUR

LES FISTULES

VÉSICO-INTESTINALES

PAR

PAUL BLANQUINQUE

DOCTEUR EN MÉDECINE

ANCIEN INTERNE EN MÉDECINE ET EN CHIRURGIE DES HÔPITAUX DE PARIS,

MÉDAILLE DE BRONZE DE L'ASSISTANCE PUBLIQUE,

MEMBRE CORRESPONDANT DE LA SOCIÉTÉ ANATOMIQUE.

PARIS

LEFRANÇOIS, LIBRAIRE-ÉDITEUR

RUE CASIMIR-DELAVIGNE, 9.

1870

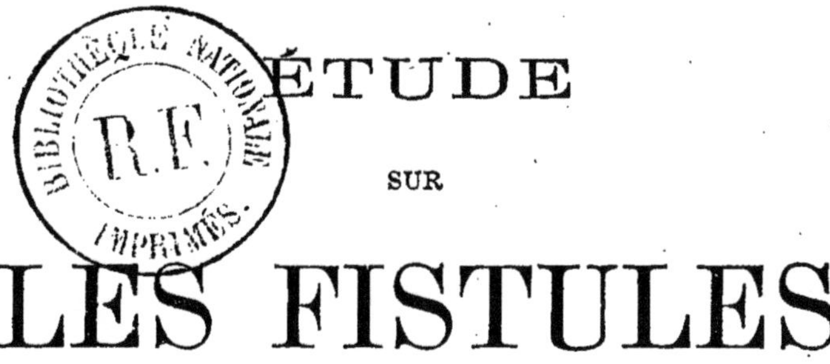

ÉTUDE

SUR

LES FISTULES

VÉSICO-INTESTINALES

PAR

LE Dr PAUL BLANQUINQUE

ANCIEN INTERNE EN MÉDECINE ET EN CHIRURGIE DES HÔPITAUX DE PARIS,
MÉDAILLE DE BRONZE DE L'ASSISTANCE PUBLIQUE,
MEMBRE CORRESPONDANT DE LA SOCIÉTÉ ANATOMIQUE.

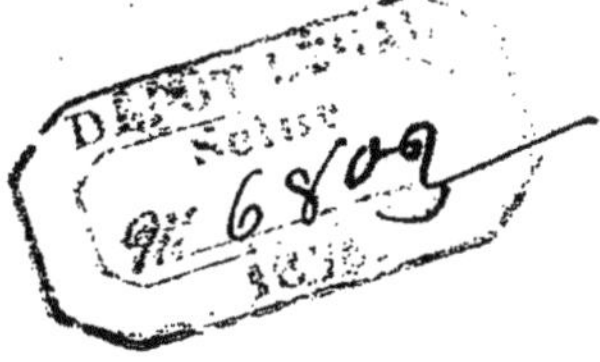

PARIS

LEFRANÇOIS, LIBRAIRE-EDITEUR

RUE CASIMIR-DELAVIGNE, 9 ET 10, PLACE DE L'ODÉON

1870

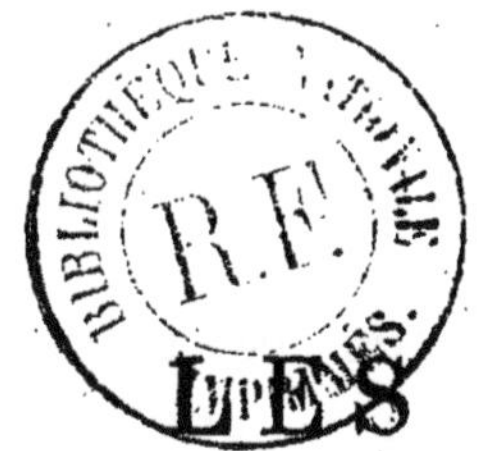

ÉTUDE

SUR

LES FISTULES

VÉSICO-INTESTINALES

AVANT-PROPOS

J'emploie le mot fistule vésico-intestinale dans son acception la plus large, c'est-à-dire que je comprends sous cette dénomination toute ouverture ou trajet fistuleux qui fait communiquer l'intestin avec la vessie.

J'ai vu, pendant mon internat à la Maison municipale de santé, un cas de fistule vésico-intestinale qui avait pour origine un abcès de la fosse iliaque, c'est ce qui m'a conduit à choisir pour sujet de thèse une affection aussi étrangère à la pratique journalière de la chirurgie. Les recherches que j'ai faites à cette occasion m'ont fait voir qu'un certain nombre de ces maladies avaient pour cause une inflammation ulcérative des organes contenus dans le petit bassin et qu'elles pouvaient être tout à fait indépendantes de lésions organiques du rectum, de la vessie ou de la prostate ; dernière considération qui atténue singulièrement la gravité du pronostic que tous les auteurs classiques ont porté sur cette affection.

J'ai recueilli 30 observations de ce genre dont 4 inédites ; je me bornerai à la publication de ces dernières, me contentant d'indiquer la source à laquelle j'ai puisé les autres, à mesure que j'aurai l'occasion de les citer.

Ce qui a rapport aux cas que je viens de signaler a déjà été publié à peu près en entier dans la *Gazette hebdomadaire* (nos du 8 et du 22 avril 1870); je complète aujourd'hui cette étude en y comprenant les autres variétés de fistules.

Les vices de conformation qui font communiquer la vessie avec l'intestin ne sont pas décrits sous le nom de fistules vésico-intestinales congénitales ; on les désigne sous les noms d'imperforation du rectum avec abouchement, dans la vessie, d'atrésie recto-vésicale, etc..... Cela tient à ce que cette malformation coïncide presque toujours avec une imperforation de l'anus et qu'alors la communication anormale n'est plus qu'une complication d'un intérêt secondaire.

La terminologie dont je me sers est adoptée par tous les auteurs pour les fistules recto-vaginales avec imperforation du rectum.

Ces lésions congénitales diffèrent tellement des fistules accidentelles aux points de vue de leur étiologie, de leur anatomie pathologique et de leur traitement, que je crois utile de séparer tout à fait leurs descriptions.

CHAPITRE Ier

DES FISTULES VÉSICO-INTESTINALES CONGÉNITALES.

1° Étiologie.

On a cru autrefois, et cette opinion a été soutenue par Heister (1), que la perforation de la vessie était une conséquence de l'imperforation du rectum, mais les progrès de l'embryologie ont fait voir que ce vice de conformation est primordial et qu'il résulte d'une évolution nulle ou insuffisante de la vessie et de l'intestin. La communication entre ces deux organes est une malformation au même titre que l'imperforation du rectum.

Pour en bien comprendre le mécanisme, il est nécessaire de se rappeler le développement de l'intestin et de la vessie.

La vésicule allantoïde est une membrane qui part du rectum et qui est destinée à la fixation et à la nutrition de l'embryon; l'ouverture ombilicale la divise en deux portions : l'une extra-fœtale, l'autre fœtale proprement dite; c'est aux dépens de cette dernière que se forme la vessie, elle communique donc d'une part avec l'allantoïde par un canal rétréci qui est l'ouraque et d'autre part avec le rectum par un canal qui va également en se rétrécissant de plus en plus.

(1) Instit. de chirurgie.

A la naissance, ces deux conduits sont complétement oblitérés. Cette communication de l'intestin avec l'allantoïde ou cloaque interne, est une disposition anatomique définitive chez les monotrèmes et les oiseaux ; elle n'est que transitoire chez les vertébrés supérieurs. Mais, si un trouble organique suspend l'évolution normale du pédicule de l'allantoïde, la communication pourra persister entre la vessie et le rectum, et la fistule sera constituée.

L'anus se développe d'une façon tout à fait différente, il naît aux dépens du feuillet externe du blastoderme sous la forme d'un cul-de-sac qui gagne en profondeur jusqu'à la rencontre du rectum. Ces détails paraissent étrangers à mon sujet, on va voir en quoi ils s'y rattachent.

En effet, en vertu des rapports du pédicule de l'allantoïde avec le rectum, on comprend qu'il y ait une certaine solidarité entre l'oblitération de ce pédicule et le développement de cette intestin. Cette solidarité nous est révélée par ce fait, que *toutes les fois qu'il y a communication congénitale entre le rectum et la vessie il y a en même temps imperforation anorectale*. Cette proposition est peut-être un peu absolue, mais elle ressort de l'examen attentif de vingt-cinq cas de fistules congénitales. Est-ce à dire qu'on ne puisse voir une fistule vésico-intestinale d'origine congénitale sans qu'il y ait imperforation? Il serait hardi de l'affirmer, tout ce que je puis dire c'est ce que je n'en ai pas vu un seul exemple.

D'après ce que je viens de rappeler sur le développement de l'anus, on voit qu'il n'est aucunement lié à l'oblitération du canal allantoïdien ; aussi est-il rare de voir une communication du rectum avec la vessie dans les cas où l'arrêt de développement cause de l'imperforation, ne siége pas sur l'intestin terminal mais plutôt sur l'anus, dans ces cas enfin où l'anus se présente sous la forme d'une dépression, d'un cul-de-sac de 1 ou 2 centimètres, séparé du rectum par une simple cloison muqueuse. Si j'insiste sur ce point, c'est qu'il a une grande importance pratique sur laquelle personne, que je sache, n'a attiré l'attention.

Ainsi donc, toutes les fois qu'il y a fistule vésicale chez un imperforé, il y a en même temps arrêt de développement du rectum, c'est-à-dire que *cet intestin est arrêté à une certaine hauteur (il peut manquer tout à fait) et qu'on ne pourra pas l'atteindre par la méthode périnéale;* renseignement précieux qui évitera une perte de temps très-préjudiciable au nouveau-né et qui décidera le chirurgien à pratiquer un anus artificiel ailleurs qu'au périnée.

Ces fistules sont beaucoup plus communes chez les garçons que chez les filles, on comprend pourquoi. On a même longtemps douté de leur existence, malgré l'autorité de Morgagni (1). Cet auteur n'a du reste pas vu le cas dont il parle : « J'appris, dit-il, qu'il y avait à Bologne une fille qui rendait par la vessie tous les excréments dissous dans l'urine. »

Il y a heureusement dans la science un autre fait

(1) De sed., epist. XXXII, p. 236.

dont je suis étonné de ne pas trouver mention dans l'article *anus imperforé* de M. Giraldès (dictionnaire Jaccoud). Ce fait a été observé par M. Broca et publié dans la thèse de M. Buisson (1) ; voici les anomalies qu'on trouva à l'autopsie :

« Eventration et imperforation de l'anus. Utérus bicorne, imperforé. Dans la vulve aboutit une seule ouverture qui est celle d'une poche évasée se continuant avec l'ouraque et qui est bien évidemment la vessie. Pas de vagin. Au-dessus de l'utérus, le rectum vient s'ouvrir par une ouverture très-marquée et dépourvue de fibres musculaires ; en arrière et plus bas encore le rectum se termine par une cavité cylindrique.

« L'enfant vécut dix minutes. »

La fistule vésicale est par conséquent possible chez les individus du sexe féminin, on verra plus loin qu'il en est de même pour les fistules survenant chez l'adulte.

2° Anatomie pathologique.

Le travail d'oblitération est toujours commencé dans le pédicule allantoïdien au moment de la naissance ; aussi quand il est encore perméable à cette époque, est-il déjà rétréci notablement. C'est pour cette raison que le trajet fustuleux est toujours très-étroit dans les fistules congénitales. Dans un certain nombre d'imperforations du rectum (sans fis-

(1) Buisson, thèse de concours, 1851.

tules) on voit comme trace de la communication antérieure, un cordon, dur, ligamenteux, qui vient se continuer avec la prostate ou le col de la vessie.

Il faut examiner avec soin ce cordon, si on ne veut pas en méconnaître la perméabilité; M. Viart (1) en insufflant le rectum au moyen d'une sonde, a pu ainsi distendre la vessie et démontrer l'existence d'une fistule qu'on n'avait pas constatée pendant la vie de l'enfant. Cette étroitesse du trajet fait qu'on ne s'aperçoit de la fistule que deux ou trois jours après la naissance, elle s'oppose aussi à ce que l'enfant profite du bénéfice de ce canal de dérivation; en effet dans tous les cas que j'ai étudiés on a vu survenir des symptômes de rétention du méconium. La présence de la fistule change peu la gravité de l'atrésie ano-rectale, tandis que chez les filles l'abouchement du rectum dans le vagin est beaucoup moins grave qu'une imperforation simple.

Les deux orifices de communication sont également très-étroits : l'orifice vésical présente quelquefois une disposition froncée qu'on a comparée au sphincter anal (Cavenne) (2); il siége le plus souvent au bas-fond de la vessie au niveau de l'orifice des uretères, on l'a vu également au sommet (Dubreuil) (3), au col (Amussat) (4), sur la partie latérale gauche (Dumas) (5), etc.....

(1) Bulletin Soc. anat., XXIIIe ann., p. 350.
(2) Arch. gén. méd., t. V, 1824.
(3) Gaz. médic., 1841, p. 251.
(4) Id., 1835.
(5) Rec. périod. de la Soc. de méd. de Paris, t. III, p. 46.

Le rectum est plus ou moins éloigné de la vessie; sur 23 autopsies on l'a vu manquer 3 fois complètement. Dans le premier cas, rapporté par Dubreuil, le côlon s'ouvrait dans le réservoir urinaire; dans le deuxième (Baudelocque) (1) c'était le cæcum, et dans le troisième, le cæcum et l'intestin grêle (Gosselin) (2). L'extrémité inférieure de l'intestin ne descend jamais bien bas dans le bassin; elle ne se termine pas près de l'anus par une ampoule arrondie, elle communique avec la vessie par un éperon plus ou moins long. Cela rend compte des insuccès nombreux que les opérateurs ont éprouvés quand ils ont voulu rétablir le cours des matières en cherchant le rectum du côté du périnée.

D'autres vices de conformation accompagnent souvent celui que je viens de décrire. J'ai cité déjà l'exemple qu'en a donné M. Broca; M. Gosselin (3) a offert au musée Dupuytren une pièce disséquée par M. Houel, dans laquelle on voit en même temps qu'une fistule congénitale, une éventration avec extrophie de la vessie, une déformation des membres inférieurs avec commencement de talus, spina bifida, etc... Deux fois il y avait imperforation de l'urèthre (Pigné (4), Depaul (5) et une troisième fois absence complète de canal excréteur (Baudelocque) (6).

(1) Journal de médecine, t. II.
(2) Bulletin de la Soc. anat., 1850, p. 184.
(3) Loco citato.
(4) Bull. Soc. anat., t. XVIII.
(5) Id., id., t. XXIII, p. 71.
(6) Journ. de méd., t. II.

Les imperforations de l'urèthre avec conformation normale du rectum ne sont jamais accompagnées de fistules recto-vésicales, elles sont parfois compliquées de communication de l'uréthre avec le rectum. (Le malade de Richardson cité par Chopart (1), n'avait pas de vessie et les uretères s'ouvraient directement dans le rectum ; il vécut 17 ans avec une diarrhée presque continuelle.) Il n'y a rien d'étonnant que les arrêts de développement de l'urèthre ne coïncident pas avec les fistules en question, puis que cet organe se développe comme l'anus aux dépens du feuillet externe du blastoderme. (Voir plus haut.)

3° Signes et Diagnostic.

On ne s'aperçoit pas aussitôt la naissance de la présence de la fistule; c'est seulement au bout de quelques jours, alors que l'imperforation rectale a donné tous les signes d'occlusion, qu'on voit s'écouler par la verge quelques parcelles de méconium. Chez le malade de Dubreuilh, ce fut le quatrième jour qu'on constata la présence sur le prépuce d'une matière verdâtre; le passage de ce méconium par la verge constitue à lui seul tout le diagnostic. Il arrive parfois que ce symptôme n'a pas le temps de se produire et c'est l'autopsie qui révèle la lésion anatomique. Quand cet écoulement a lieu très-peu de temps après la naissance, on peut croire

(1) Maladies des voies urinaires, p. 147.

qu'il s'est fait par l'anus; l'erreur sera permise quand on aura devant les yeux cette variété d'imperforation dans laquelle l'anus est constitué par un canal analogue à un doigt de gant qui se termine par une cloison plus ou moins épaisse. Si cette erreur de diagnostic se prolonge, elle devient très-préjudiciable au nouveau-né. Un examen tant soit peu attentif fera bientôt reconnaître la vérité; on s'apercevra que ce sont surtout les parties génitales de l'enfant, la face antérieure et interne des cuisses qui sont souillées par les matières, tandis que l'anus et les fesses sont d'une propreté relative; on sera d'ailleurs amené à examiner l'anus par cette raison que le méconium sortant difficilement par l'urèthre, il y aura des signes d'occlusion intestinale : l'introduction d'un stylet ou d'une petite sonde fera bien vite reconnaître l'existence de l'obstacle. Il ne faut donc pas croire que l'abouchement du rectum dans la vessie soit un grand avantage pour l'imperforé, sous prétexte que, par le fait de la communication, il se fait une dérivation au cours des matières; cet avantage est certainement bien mince, et la preuve c'est que dans tous les cas où il n'y a pas eu d'opération, la mort est survenue dans un délai très-rapproché. Le délai le plus long a été de 12 jours chez deux malades dont l'observation a été rapportée par Bertin (1) et par Léveillé (2). J'ai déjà fait remarquer combien les choses étaient différentes chez les filles quand le

(1) Mém. de l'Acad. des sciences, 1775.
(2) Journ. de chirurgie de Desault, t. IV, p. 248.

rectum s'ouvrait dans le vagin; cette infirmité les met à l'abri de la rétention des matières, elle est par conséquent compatible avec la vie, témoin la juive citée par Morgagni, laquelle atteignit l'âge de 100 ans.

4° Pronostic.

La fistule congénitale a un pronostic excessivement grave en ce sens qu'elle coïncide avec ces cas où le rectum n'ayant pas achevé son évolution est resté dans l'excavation du bassin à une distance assez grande de l'anus. *L'issue du méconium par la verge est donc d'un mauvais augure dans l'imperforation du rectum;* elle indique qu'on sera très-probablement obligé d'avoir recours aux méthodes de Littre ou de Callisen puisqu'*on ne pourra établir l'anus dans la région périnéale*. Ce dernier résultat a cependant été obtenu par Miller (1), comme on peut le voir par l'observation que je résume ici :

« Enfant mâle. 30 heures après la naissance, signes de rétention des matières fécales; on s'aperçoit alors qu'il n'y a pas d'anus, un peu de méconium sort par l'urèthre. On fait dans la région périnéale une incision longitudinale d'un pouce de longueur et d'un pouce de profondeur; et comme on ne rencontre pas le rectum, on pousse un trois-quart dans l'incision; cette fois on arrive sur l'intestin. On laisse d'abord une canule à demeure,

(1) Edinb. med. and surg. Journ., et Arch. gén. de méd., t. XIX, 1re série

mais on doit l'enlever. L'incision fut agrandie dix fois en huit mois pour empêcher son oblitération. L'enfant vécut plusieurs années avec une formation continuelle de rétrécissements du rectum qui donnèrent lieu à des symptômes d'occlusion intestinale. »

L'enfant conserva-t-il sa fistule? Je suis porté à croire que non, puisque Miller, appelé très-souvent près de lui, ne parle de la communication qu'au moment de la naissance. Cette observation n'infirme pas la proposition que j'ai énoncée, car je n'ai pas besoin de faire remarquer que le procédé qui a été employé est détestable. Pour que la méthode périnéale soit applicable, il faut que l'ampoule rectale ne soit pas trop élevée, de façon qu'on puisse affronter la muqueuse du rectum avec la peau. Sans quoi, outre l'inconvénient d'agir au hasard et de mettre ensuite les parties divisées en contact continuel avec des matières irritantes, on s'expose à voir l'ouverture se rétrécir avec toute l'énergie du tissu cicatriciel.

Baudelocque arriva par cette voie sur l'S iliaque; quant à Desault (1), à Davenne (2), Dumas (3) de Montpellier, Roux (4), Bertin (5), Kaltschmied (6),

(1) Loco citato.

(2) Loc. cit.

(3) Loc. cit.

(4) Cas rapporté par Viard. Loc. cit.

(5) Mém. Acad. des sciences, 1771.

(6) De raro casu ubi int. rectum vesic. insertum fuit. Iéna, 1756.

Amussat (1) et Dubreuilh (2), ils ne purent atteindre le rectum, et les neuf malades moururent, bien que dans deux cas (Desault et Roux) on ait eu ensuite recours à la méthode de Littre.

J'ai trouvé dans la thèse de M. Buisson la relation d'un fait qui, s'il est vrai, est en contradiction avec tous les autres aux points de vue de l'anatomie pathologique, du pronostic et du traitement. C'est un cas de guérison rapporté, dit M. Buisson, par Zacutus Lusitanus en ces termes :

« Un enfant naquit avec l'anus fermé par une membrane, les excréments sortaient par la verge ; au bout de 3 mois, la membrane fut incisée et la guérison fut complète. »

J'ai tout lieu de douter de l'authenticité de ce fait (3).

— Du moment que le chirurgien est obligé d'avoir recours à l'anus artificiel pour obvier à l'imperforation il est bien clair que la fistule ne change plus les conditions du succès, cela est du moins présumable, quoique les deux enfants opérés par la méthode de Littre soient morts, l'un d'hémorrhagie au bout de 24 heures (Roux), l'autre quatre jours après l'opération (Desault). Je ne

(1) Loco citato.

(2) Loc. cit.

(3) J'ai voulu en retrouver la relation dans l'auteur lui-même. L'observation 72 du livre III *de Praxis medica Zacuti Lusitani*, à laquelle renvoie M. Buisson, est intitulée : *Sudor sanguineus criticus ;* elle n'a donc rien à voir avec le sujet en question. Je n'ai pas été plus heureux en parcourant les autres observations contenues dans ce recueil.

m'étends pas davantage sur la question du pronostic qui rentre plutôt dans l'étude des imperforations ano-rectales.

5° Traitement.

L'idée la plus naturelle qui puisse se présenter lorsqu'on a à opérer un enfant imperforé porteur d'une fistule vésicale, c'est d'ouvrir le rectum par la voie naturelle en laissant au temps et à la nature le soin d'oblitérer graduellement la communication anormale; j'ai expliqué plus haut pourquoi ce procédé est le plus souvent impraticable. Les chirurgiens n'ont pas eu jusqu'ici beaucoup à s'occuper de ces fistules, puisque, sauf Zacutus Lusitanus (?) et Miller (?) ils ont vu périr les enfants de leur imperforation. C'est pourtant pour répondre aux deux indications que Bertin (1) imagina le procédé attribué à tort à Martin, de Lyon; ce procédé consiste à inciser le périnée, l'urèthre et le col de la vessie, comme pour la taille, de manière à ouvrir simultanément l'intestin et les voies urinaires; employé une seule fois par Cavenne (2) (de Laon) il a donné la mesure de son côté vicieux. L'opérateur ouvrit la vessie, mais il s'écoula très-peu de méconium à cause de l'étroitesse de l'orifice vésical (le rectum ne fut pas atteint). Si la guérison était obtenue par ce procédé, le malade devrait garder un vaste cloa-

(1) Loco citato.
(2) Loco citato.

que, infirmité beaucoup plus incommode et plus dégoûtante qu'un anus artificiel.

Il est hors de mon sujet de m'occuper du traitement de l'imperforation ano-rectale et de discuter la valeur des méthodes et des procédés à employer en pareille occurrence, je ferai seulement remarquer encore une fois, qu'*il ne faut pas s'attendre à ouvrir l'intestin par la voie périnéale dans les atrésies recto-vésicales.* J'en fournis la preuve en disant que : sur 24 cas dans lesquels l'autopsie ou l'opération a révélé la situation de l'ampoule rectale, celle-ci n'était attaquable par cette méthode que dans le cas douteux de Zacutus et dans celui de Miller, sur lequel j'ai fait également mes réserves. Il faut donc se résoudre à opter entre la méthode de Littre et celle de Callisen qui pourront seules donner des chances de succès.

CHAPITRE II.

DES FISTULES ACCIDENTELLES.

ÉTIOLOGIE.

Les fistules sont traumatiques ou non traumatiques :

1° *Traumatiques*. — On les a vues succéder assez souvent aux *tailles recto-vésicales*; d'après la statistique qu'a dressée Velpeau, cette complication est survenue 20 fois sur 100 opérations de ce genre. Cette méthode est aujourd'hui abondonnée, mais la blessure du rectum peut encore être produite par des mains inhabiles dans la taille périnéale; cet accident était sans doute assez fréquent autrefois, car Desault a exposé tout au long la manière d'y remédier (voir au traitement).

Marjolin (1) rapporte qu' « on a vu quelquefois une *sonde percer la vessie* pour aller se plonger dans l'intestin. » Pour perforer la vessie il faut se servir d'une sonde métallique; or, celle-ci, en vertu de sa courbure ne pourra guère blesser la vessie que dans sa partie supérieure, et dans cet endroit elle rencontrera l'intestin grêle qui fuira devant elle. Les sondes à demeure ont aussi été accusées de perforer la vessie; ici elles n'agissent plus par traumatisme,

(1) Dict en 60 vol.

mais comme corps étrangers. M. Courtin (1) a présenté à la Société anatomique la vessie d'un homme de 50 ans mort d'infiltration d'urine, à la suite d'une perforation faite par le malade en entroduisant une bougie dans le canal. Dans ce cas la vessie était atteinte de catarrhe chronique, le malade avait été lithotritié, la perforation pouvait donc avoir une autre cause que le cathétérisme. Il ne me répugne pas, du reste, d'admettre que, dans certaines conditions pathologiques, le bout d'une sonde ou d'une bougie achève la perforation commencée.

Je passe maintenant à d'autres fistules qui ne sont plus produites par l'intervention des chirurgiens : je veux parler de celles qui succèdent aux plaies de la vessie et de l'intestin par les armes de guerre.

La vessie est assez bien protégée par sa position anatomique, aussi ne peut-on pas l'atteindre directement en avant, à moins qu'elle ne soit très-distendue, comme on le voit, au dire de Larrey, dans les batailles de longue durée. La vessie est plus facilement atteinte dans les directions obliques : la plaie d'entrée est le plus souvent dans les régions inguino-iliaque, périnéo-rectale et sus-pubienne. Si le réservoir urinaire est percé de part en part ainsi que l'intestin, la communication entre les deux organes est immédiate. D'autres fois la fistule ne se révèle qu'à la chute des eschares comme dans l'exemple suivant :

(1) Bull. Soc. anat., XXIIIe ann., p. 135.

« Un soldat reçut une balle qui lui enleva d'arrière en avant, une partie du coccyx, déchira l'anus, laboura la partie postérieure du périnée d'où elle fut extraite par une contre-ouverture. A la chute des eschares, on reconnut une fistule vésico-rectale : issue de gaz et de fèces par l'urèthre... (1). »

Enfin on a vu les signes d'une fistule n'apparaître que très-longtemps après la blessure, sans qu'on puisse toujours expliquer sa formation. M. H. Larrey (2) a fait voir à la Société de chirurgie un malade auquel, un coup de feu enleva le pénis et un testicule; après plusieurs mois survint une fistule vésico-rectale.

Des balles, des biscaïens, des boutons, des pièces de monnaie, etc., restés dans la vessie ont joué le rôle de corps étrangers et à ce titre ont amené des perforations de la vessie et des fistules rectales sur lesquelles j'aurai à revenir.

2° *Fistules non traumatiques*. — Comme je l'ai dit dans mon avant-propos, je désire attirer l'attention sur les fistules qui ne sont pas d'origine organique, c'est-à-dire sur celles qui n'ont pas pour causes, un cancer de la vessie ou d'une portion quelconque de l'intestin, une fonte tuberculeuse de la prostate, etc... Ces dernières sont étudiées dans tous les auteurs classiques ; elles ne présentent qu'un intérêt relatif, attendu qu'elles sont les complications ultimes

(1) Baudens, Plaies par armes à feu.
(2) Bull. Soc. chir., t. VI, p. 360.

d'affections fatalement mortelles. Ce sont surtout les cancers du rectum et de la vessie qui amènent la perforation de la cloison et le trajet fistuleux s'agrandit très vite. Chez un malade atteint de rétrécissement du rectum, Pennell (1), vit peu de temps après le début de la fistule, toutes les matières fécales passer par l'urèthre. Cet accident sera possible quelle que soit la nature du rétrécissement (inflammatoire, syphilitique, etc...). Si ce rétrécissement siége sur une partie de l'intestin recouverte par le péritoine, la communication vésicale sera précédée de péritonites partielles. Holmes (2) vit survenir des symptômes de perforation de la vessie quatre ans après le début d'une obstruction intestinale.

M. Broca (3) a fait l'autopsie d'un malade, chez lequel une fonte tuberculeuse de la prostate avait détruit une portion du bas-fond de la vessie et de la paroi antérieure du rectum. Le tissu cellulaire de la cloison rectale avait participé à l'inflammation; il y avait en même temps fistule à l'anus. D'autres fois la perforation de l'intestin sera déterminée par la présence d'un petit noyau tuberculeux (Johnson) (4).

J'arrive à l'étude des causes qui amènent les fistules vésico-intestinales sans que l'ulcération soit provoquée par un traumatisme ou par une affection

(1) Medico-chirurg. Transactions, 1850, vol. XXXIII.
(2) Medico-chirurg. Transact., 1866, vol. XLIX.
(3) Bull. Soc anat., XXIIIe ann., p. 143.
(4) James Johnson, The Medico-chirurg. Rewiew, 1837.

diathésique. Je n'ai pas tenu compte dans cette étude des cas très-nombreux dans la science où un corps étranger (haricot, pepins de raisin, ascaride lombricoïde), s'est introduit dans les voies urinaires sans être suivi d'autres symptômes ; je ne considère comme fistules que les communications démontrées par l'autopsie ou par le passage bien constaté d'urine dans le rectum, de matières intestinales dans la vessie.

Le point de départ de la fistule peut siéger : *a* sur l'intestin, *b* sur la vessie, *c* dans le tissu cellulaire du bassin. Avant d'entrer dans le détail de ces causes, je dois dire qu'elles ne sont pas spéciales à l'homme : chez 30 cas j'en ai trouvé 3 sur la femme.

A. *Intestin.* — Les auteurs anciens ont cité de nombreux exemples de passage de matières alimentaires dans le canal de l'urèthre. Pigray, Fabrice de Hilden, Bartholin (1) ont parlé de grains d'anis, de noyaux de prunes, etc..., rendus avec l'urine. D'autres auteurs, s'en rapportant aux récits des malades qui les trompaient, sciemment ou non, d'autres auteurs, dis-je, ont cru à l'expulsion par l'urèthre d'animaux vivants plus ou moins étrangers au tube digestif. La signification anatomique de ces faits a longtemps été incomprise. Morgagni (2) en a très-bien décrit le mécanisme dans sa quarante-deuxième lettre.

Il raconte qu'un homme, après avoir eu de très-

(1) Cités par Chopart, Mal. des voies urin., t. I.
(2) De sed. morborum, Ep. XLII, p. 315.

vives coliques dans la région de l'aine, rendit, au bout de quelques mois, du pus, des pepins de pomme et des pellicules de raisin avec l'urine. Cet auteur croit qu'une partie du canal intestinal, et particulièrement l'iléon, s'étant enflammée, a contracté des adhérences avec la vessie ; qu'il s'y est formé une ulcération et une communication entre ces deux viscères. Un haricot célèbre dans l'histoire des maladies de la vessie, a rajeuni, à une époque assez récente, les opinions dont Morgagni et Pouteau (1) avaient fait justice. Toutefois, ce qui a lieu de surprendre, c'est le passage isolé d'un ou de plusieurs corps étrangers dans la vessie ; il semble alors que le travail ulcératif déterminé par ceux-ci se répare à mesure qu'ils cheminent dans les tissus, de sorte que l'orifice intestinal est oblitéré quand ces corps arrivent dans la vessie.

Quant au passage des vers intestinaux dans les voies urinaires, il a donné lieu à des discussions intéressantes qui sont restées stériles tant que l'organisation des entozoaires n'a pas été bien connue. Les auteurs anciens admettaient que l'ascaride lombricoïde pouvait perforer l'intestin. Félix Pater et Rudolphi (2) ont fait voir que cet helminthe n'est pas muni d'instruments perforants ; en effet, quoique les trois valves qui terminent sa tête soient pourvues d'un appareil corné et de dents aiguës, les parties tranchantes de cet appareil ne peuvent

(1) Mémoires sur un cas de taille ; le noyau de la pierre était un haricot.

(2) Hist. nat. des vers intestinaux.

agir que sur des substances introduites entre les valves et nullement sur celles qui seraient situées en avant; en un mot, cet appareil dentaire sert à la mastication et non à la préhension. D'ailleurs : 1° jamais on n'a vu des vers fixés aux parois intestinales ; 2° les perforations sont beaucoup plus larges que l'animal; et 3° l'affection vermineuse est très-commune, tandis que la perforation de l'intestin est très-rare.

En 1838, Mondière (1), tout en admettant que les vers intestinaux ne peuvent perforer l'intestin, s'est efforcé de démontrer qu'ils pouvaient s'insinuer entre les fibres des parois du tube digestif ou les ulcérer par leur contact prolongé. Il crut que ces vers traversaient l'intestin par un mécanisme analogue à celui par lequel le lombric terrestre s'enfonce dans le sol. Mais, comme le fait remarquer M. Davaine (3) à qui j'emprunte en partie ces détails, on n'aurait pas pu faire une pareille hypothèse si, au lieu d'examiner la progression d'un ver de terre, on eût examiné celle d'un ver intestinal qui n'est pas du tout la même. Et du reste, avant d'écarter les fibres vasculaires de l'intestin, encore faudrait-il perforer la tunique muqueuse. Mondière expliquait l'absence de fistule dans la plupart des cas d'expulsion de lombric par l'urèthre, par cette raison que les fibres écartées revenaient sur elles-mêmes après le passage de l'animal.

(1) Journ. l'Expérience, t. II.
(2) Traité des entozoaires.

Je ne partage plus complétement l'opinion de M. Davaine lorsqu'il nie que les vers intestinaux puissent par leur contact prolongé, ulcérer l'intestin. « Ils ne peuvent séjourner longtemps au même endroit, dit-il, entraînés qu'ils sont par les matières; on voit tous les jours des ascarides réunis en peloton, et, l'intestin est parfaitement sain. » Cette objection diminue de portée quand il s'agit de l'appendice vermiculaire: un ou plusieurs ascarides peuvent très-bien être emprisonnés dans cet appendice et en déterminer l'inflammation, au même titre qu'un corps étranger quelconque. Ce qui me confirme dans cette manière de voir, c'est que dans les deux cas de fistule vésico-intestinale, dans lesquels l'autopsie a démontré une perforation de l'appendice iléo-cæcal, le premier symptôme avait été l'expulsion d'un lombric par l'urèthre. « Ce mode de perforation, dit M. Davaine, est une simple hypothèse qui n'est basée sur aucune observation anatomique; » il est à craindre que cette consécration lui manque longtemps, attendu que, quand on aura trouvé, comme Becquerel (1) l'appendice vermiculaire perforé et étranglant dans son ouverture deux ascarides (l'un sorti au tiers, l'autre aux deux tiers), on pourra toujours dire : « que les vers ont traversé la perforation après la mort du malade, lorsque, chassés par le refroidissement du cadavre, ils s'agitent et cherchent à s'éloigner d'un organe qui ne leur offre plus des conditions normales d'existence (Davaine). »

(1) Cité par Bodard, Bullet. Soc. anat, 1844.

Ainsi donc, dans la grande majorité des cas, j'admets que les ascarides lombricoïdes profitent d'une perforation préexistante; ils ne déterminent l'ulcération de la paroi qu'en pénétrant dans l'appendice iléo-cæcal, seul endroit de l'intestin où ils puissent séjourner sans être déplacés par la progression des matières.

Les corps étrangers peuvent séjourner dans le gros intestin et par suite l'ulcérer, mais c'est principalement dans le cæcum et dans son appendice que ce séjour peut être de longue durée. Suivant la nature du corps étranger, il y aura ulcération ou perforation de la paroi intestinale. Toutes les autres causes de *typhlite* et de *pérityphlite* peuvent amener secondairement une fistule vésico-intestinale. Il arrive assez souvent que ce travail phlegmasique s'affectue sans présenter des symptômes bien tranchés; les malades souffrent de constipation, de douleurs sourdes dans la fosse iliaque et, c'est plusieurs années après, que la communication anormale se révèle à l'observateur. Elle se fait par l'intermédiaire d'un abcès de la fosse iliaque ou par des adhérences péritonéales antérieures.

On doit rattacher à ces causes bon nombre de cas où les malades n'ont pu donner aucun renseignements précis sur l'origine de leur affection (J.-L. Petit (1), Boinet (2), Demarquay, (3) etc...).

J.-L. Petit, Pouteau, Chopart, signalent les hé-

(1) Œuvres posthumes, t. II, p. 83.
(2) Société de méd. de Paris, 2 août 1867.
(3) Essai de pneumatologie, p. 107, Paris, 1866.

morrhoïdes enflammées comme des causes possibles de fistules. Sur trois observations rapportées par J.-L. Petit dans ses œuvres posthumes, je vois deux fois cet accident survenir chez des individus « atteints d'hémorrhoïdes internes qui rendaient en abondance du sang et du pus par l'anus. » Un de ces malades étant mort sans qu'on ait fait l'autopsie, il est difficile de savoir la part qui revenait aux hémorrhoïdes; je rapprocherai de ces faits celui de Sturm (1) qui trouva à l'autopsie comme origine de l'affection une varice vésicale enflammée.

B. *Vessie et prostate.* — Les *catarrhes chroniques de la vessie* amènent des perforations vésico-rectales dans des conditions déterminées ; les cystiles aiguës n'ont jamais, que je sache, occasionné de semblables accidents, à cause de leur peu de durée ; il n'en serait plus de même si elles se terminaient par la formation d'un ou plusieurs abcès des parois. Les conditions pathogéniques de leur production ont été bien étudiées par M. A. Mercier (2). La rétention d'urine et les efforts nécessaires pour son expulsion, ont pour conséquence la production de petites hernies tuniquaires dans lesquelles l'urine séjourne ; sous cette influence, les parois de ces anfractuosités s'enflamment et cette inflammation se propage au tissu cellulaire voisin, puis au rectum. Cela s'observe chez les vieillards, parce qu'ils sont plus

(1) Deutche Klinik, 1854.

(2) Gaz. méd., 1836 (Mémoires sur certaines perforations de la vessie non décrites jusqu'à ce jour).

sujets que les adultes aux dysuries longues et opiniâtres. M. Merçier a rapporté à l'appui de son opinion, trois observations de perforation de la vessie : deux fois une fistule vésico-intestinale s'ensuivit, l'une avait un trajet direct, l'autre s'ouvrait dans l'S iliaque, après avoir traversé un phlegmon de la fosse iliaque droite. Dans ma deuxième observation, l'orifice vésical était, comme on le verra plus loin, dans une anfractuosité circonscrite par les colonnes de la vessie. Il en était de même dans un cas rapporté par M. Demarquay (1) ; il s'agissait d'une rétention d'urine ancienne déterminée par un rétrécissement très-serré de l'urèthre.

Une fois la vessie ulcérée, si la communication avec l'intestin n'est pas directe, il se fait un abcès urineux qui se limite par des adhérences péritonéales, la paroi de l'intestin se ramollit et ne tarde pas à s'ulcérer également ; la fistule est alors constituée. Dans un cas de perforatien de la vessie avec fistule en voie de formation, M. Parmentier (2) a trouvé les lésions suivantes : « vessie à colonnes, ulcération communiquant avec un abcès urineux limité en arrière par l'S iliaque ramolli. »

Les *calculs de la vessie*, surtout lorsqu'il sont enchatonnés, irritent les parois du viscère et produisent parfois des abcès sous-muqueux, etc... On ne sait pas toujours si le calcul a précédé la fistule ou si, les corps étrangers venant du tube digestif, se sont incrustés de matières calcaires ; après avoir

(1) Moniteur des sciences, 1860.
(2) Bull. Soc. anat., t. XXVIII, p. 369.

brisé le calcul on verra si le noyau est formé par un noyau, une épingle, etc... L'un des premiers malades opérés de calcul vésical à l'aide de la taille bilatérale par Dupuytren (1), en 1823, avait, depuis deux mois, une communication évidente de la vessie avec l'intestin. Après la lithotomie il y eut tendance à la guérison, mais elle ne fut pas complète. Civiale (2) a rapporté un fait semblable.

Ces corps étrangers ont été parfois introduits par l'urèthre. M. Caudmont (3) a lithotritié un individu qui s'était introduit dans la verge et de là dans la vessie un porte-plume long de 10 centimètres. Au bout de quatre ans les signes d'une fistule s'étaient manifestés.

On a souvent accusé les sondes à demeure d'ulcérer et de perforer la vessie ; quand on se sert de sondes molles et flexibles cet accident n'est guère à craindre, il est beaucoup plus fréquent d'amener ces lésions sur l'urèthre. (Voir le mémoire de M. A. Mercier). Les prostatites suppurées pourraient parfaitement s'ouvrir dans la vessie et dans le rectum, comme je l'ai signalé pour les abcès tuberculeux.

Pour en finir avec les causes qui viennent de la vessie, je dirai qu'une affection peu grave de cet organe peut avoir des suites fâcheuses. Berton a publié un exemple remarquable de cystite catarrhale légère, qui, au bout de trois mois, amena une perforation recto-vésicale : la maladie était tellement

(1) Dict. en 30 vol., art. Vessie.
(2) Traité des maladies des voies urinaires.
(3) Soc. anat., t. XXVII, p. 334.

bénigne, qu'à part les troubles urinaires, la santé du malade ne présentait aucun trouble appréciable.

Quant à l'inflammation des varices vésicales comme cause de fistule, je crois qu'on peut en douter, malgré l'observation de Sturm (1). (Veines variqueuses nombreuses et très-dilatées, mais pas traces de phlébite).

C. *Tissu cellulaire du bassin.* — Que les abcès de la fosse iliaque succèdent ou non à une typhlite, ils n'en peuvent pas moins s'ouvrir à la fois dans l'intestin et dans la vessie. Ménière (2) a vu dans le service de Dupuytren un cas de cette nature : ce chirurgien n'hésita pas à croire que le pus, ayant fusé le long du tendon du psoas, était arrivé plus tard sur les parties latérales de la vessie, et s'était frayé un chemin au travers des parois de cet organe ; toutefois il n'y eut pas de fistule. Il faut éviter d'admettre trop facilement l'ouverture de l'abcès dans la vessie ; pour en avoir la certitude, il faut que le pus se montre en quantité assez notable, car on a vu des abcès de la fosse iliaque déterminer par voisinage une inflammation passagère de la vessie avec léger dépôt de pus dans les urines pendant deux jours (P. Parîs) (3).

Voici l'observation à laquelle j'ai fait allusion dans mon avant-propos :

(1) Loco citato.
(2) Arch. gén. de méd., 1828.
(3) Thèse de Paris, 1866 : du Phlegmon des ligaments larges.

Obs. Ire. — Le 10 novembre 1869, entre à la Maison municipale de santé le nommé François-Victor R..., marchand de vin, résidant à Paris.

Cet homme, âgé de 44 ans, a des habitudes d'ivrognerie très-anciennes; il a déjà eu plusieurs attaques de *delirium tremens;* néanmoins, son état général est assez bon, l'appétit est conservé; embonpoint notable. Il y a dix-sept ans, ce malade fut pris de vives douleurs de reins, surtout du côté gauche; le médecin consulté à cette époque crut à un abcès de la fosse iliaque; le diagnostic se confirma, et, quelques jours plus tard, on trouva du pus en assez grande quantité dans les selles; il n'en sortit pas par l'urèthre.

R... se croyait complétement guéri, lorsqu'il s'aperçut, deux mois après le début de sa maladie, qu'il rendait des gaz avec les dernières gouttes d'urine. Ces gaz s'échappaient en produisant un bruit qu'il comparait à celui que fait un syphon d'eau de Seltz qui se vide. Plus tard, des matières alimentaires, telles que : pepins de raisin, fragments de salade, sortirent par la même voie. Depuis cette époque, quand le malade est constipé, les urines sont claires et ne passent qu'en très-petite quantité par le rectum; mais, aussitôt que surviennent des troubles gastriques, et ses habitudes d'intempérance les rendent fréquents, la diarrhée survient et les matières fécales passent en partie par l'urèthre. Cela prouve que l'orifice intestinal de la fistule n'est pas très-large. Il arrive parfois que des matières fécales ou des corps étrangers alimentaires s'arrêtent dans le canal de l'urèthre et donnent lieu à de la rétention d'urine.

Depuis le mois de janvier dernier, à la suite d'excès répétés, le malade souffre dans le bas-ventre, la marche est fatigante, les rétentions d'urine sont plus fréquentes, et les matières fécales sont plus abondantes dans l'urine.

Depuis l'existence de sa fistule, cet homme a été père de deux enfants; ses érections sont normales.

Au moment de son entrée dans le service, ce malade a une diarrhée qui dure depuis quinze jours; il a des envies fréquentes d'uriner; les urines mêlées aux matières fécales passent à peu près également par l'urèthre et par le rectum; les douleurs dans le bas-ventre sont assez vives, elles redoublent la nuit.

Le cathétérisme ne fait reconnaître aucune lésion dans l'urèthre; le toucher rectal, le spéculum ani ne donnent aucun renseignement sur le siége de la communication fistuleuse. La muqueuse rectale est très-congestionnée; elle saigne facilement, mais elle ne donne pas d'écoulement, ni l'urèthre non plus.

Le malade nous dit qu'on lui a mis autrefois un suppositoire, et qu'il a rendu des matières grasses par l'urèthre, ce qui ferait supposer que l'orifice intestinal n'est pas très-éloigné de l'anus. Nous cherchons inutilement à reproduire ce phénomène.

Le 20 novembre, M. Demarquay fait une injection dans la vessie; elle revient en partie par le rectum; un lavement coloré pris le lendemain ne revient pas dans la vessie.

Au bout de quelques jours de repos, le malade se trouve mieux, sa diarrhée a cédé à quelques lavements astringents, et il quitta la Maison de santé avant qu'on ait pu chercher à le débarrasser de sa dégoûtante infirmité.

Je n'ai pas trouvé dans mes recherches un seul cas analogue à celui que je viens de citer : cela tient à ce que les symptômes n'ont pas toujours été bien interprétés; car beaucoup des malades que les auteurs ont observés, avaient eu d'abord des constipations opiniâtres, des douleurs de ventre, etc. Ces observations remontent pour la plupart à une époque où les typhlites et les phlegmons de la fosse iliaque n'étaient pas suffisamment connus. J'ajoute que les renseignements étiologiques m'ont souvent fait défaut.

Chez la femme les phlegmons et abcès des ligaments larges, les pelvi-péritonites ont eu rarement les mêmes conséquences que l'abcès iliaque chez l'homme. Le professeur Simpson (1) d'Edimbourg en a cependant cité deux exemples; dans l'un deux

(1) Contributions to obstetric pathology and practice. Edinb., 1853.

il semble que le point de départ de l'affection ait été une ovarite suppurée (Voir Anatomie pathologique).

ANATOMIE PATHOLOGIQUE.

La fistule vésico-intestinale est caractérisée anatomiquement par la communication de la vessie avec une portion quelconque de l'intestin, que les parois du trajet soient ou non tapissées par un revêtement muqueux.

Chez la femme, en vertu des dispositions anatomiques que tout le monde connaît, il est bien rare de voir la vessie communiquer avec le rectum et l'S iliaque; il faut pour cela que le trajet fistuleux contourne le vagin ou le col de l'utérus.

Simpson (*loc. citat.*), sur une femme de 23 ans atteinte de fistule vésico-intestinale, découvrit par le toucher rectal aussi haut que le doigt pouvait parvenir, une ouverture fistuleuse située sur la paroi antéro-latérale.

Rien n'est plus variable que la largeur et la longueur du trajet fistuleux : tantôt il est direct et très-court, tantôt il est étroit et sinueux; d'autres fois on le voit traverser un abcès de la fosse iliaque ou un abcès du petit bassin. Le professeur Simpson a cité un cas dans lequel « l'ovaire gauche fut trouvé adhérent immédiatement au rectum et à la vessie. La cavité élargie de l'ovaire contenait une matière molle, pultacée, mêlée de matières fécales et de détritus gangréneux; elle communiquait en arrière avec la partie inférieure de l'S du côlon, en avant avec la vessie. Pendant l'année qui précéda la mort de la malade, l'air et les matières fécales passèrent par cette voie. »

Cette longueur du trajet dépend beaucoup du siége de l'ouverture intestinale; dans l'observation suivante, que je dois à l'obligeance de mon cher collègue M. Reverdin, l'orifice siégeait sur l'intestin grêle et le trajet fistuleux était en partie formé par une infiltration d'urine dans le tissu cellulaire sous-péritonéal. La lecture de cette observation donnera une excellente idée des lésions anatomiques qu'on peut trouver à l'autopsie.

Obs. II. — Robin (Louis), 65 ans, entre le 8 novembre 1869 à l'hôpital Necker, dans la salle Saint-Paul (service de M. Guyon). Depuis trois mois ce malade rend, sans causes connues, ses urines par le fondement; depuis cette époque, la diarrhée ne l'a pas quitté; les matières qu'il rend sont noires comme de la suie. Les renseignements qu'il donne sont très-imparfaits : d'après lui, il n'a plus rendu d'urine par la verge depuis ces trois mois. Bonne santé antérieure. — Au moment de son entrée, sa diarrhée et très-fréquente; ses selles, involontaires, ont l'odeur de l'urine. Le toucher rectal ne fait pas trouver d'orifice fistuleux; il permet de constater que la vessie est vide.

Le 10 novembre, injection d'eau dans la vessie; elle revient par l'anus; la sonde a laissé écouler auparavant une certaine quantité d'urine claire. Une seconde injection, faite quelques jours plus tard avec du lait, revient entièrement par l'urèthre. Il n'est jamais sorti d'urine par la verge, en dehors des explorations. Le bismuth n'arrête pas la diarrhée; somnolence continuelle; anorexie complète; vomissement deux jours avant la mort, qui arrive le 19 novembre.

Autopsie. — A l'ouverture de l'abdomen, on ne trouve pas de liquide dans le péritoine; il n'y a d'adhérence qu'au niveau de la vessie. Au sommet de cet organe, et un peu à droite, viennent adhérer isolément l'un derrière l'autre : 1° une frange du grand épiploon; 2° l'intestin grêle dans sa dernière portion, à 3 ou 4 centimètres du cæcum; 3° l'S iliaque qui longe la face postérieure de la vessie.

Les intestins ouverts sont sains, sauf un piqueté ardoisé de l'intestin grêle; la valvule iléo-cæcale est boursouflée et forme un gros pli d'un rouge sombre. Pas d'ulcérations. Au niveau de l'adhérence, on découvre sur l'intestin grêle un petit pertuis gros comme une tête d'épingle; une fine bougie introduite dans ce pertuis se perd derrière les adhérences de l'épiploon, entre la face postérieure de la vessie et le péritoine qui la revêt; la séreuse est décollée dans toute la hauteur de la face postérieure de la vessie; elle a une coloration grisâtre et se rompt pendant qu'on dissèque la pièce. On a alors sous les yeux une cavité remplie de détritus grisâtres, et traversée par des brides celluleuses mortifiées; cette cavité est bornée en arrière par le péritoine, en avant par la vessie, en bas par les vésicules séminales et la prostate; en haut elle communique directement avec l'intestin grêle par la fistule indiquée plus haut.

Le canal de l'urèthre est sain; la vessie est petite, raccornie; elle présente sur sa face muqueuse une coloration gris sale; elle est hérissée de nombreuses colonnes circonscrivant des anfractuosités profondes. La prostate a son volume normal; on trouve au-dessus du col une valvule assez élevée, épaisse de quelques millimètres et indépendante de la prostate.

Le tissu cellulaire péritonéal est partout épaissi et induré. Après bien des recherches, on finit par trouver entre les colonnes de la partie latérale droite de la vessie, à la partie moyenne de cette face, un orifice qui conduit dans la cavité décrite plus haut, et complète le trajet fistuleux. Il est alors évident que cette cavité a été formée par une infiltration d'urine dans le tissu cellulaire sous-péritonéal.

Ajoutons que les uretères sont un peu dilatés; les deux reins, petits, de couleur grisâtre, présentent des abcès miliaires; le tissu cellulaire est épaissi, induré; les calices sont dilatés, leur muqueuse arborisée. Nulle part on n'a trouvé trace de calculs ou de corps étrangers.

(La pièce est déposée au musée de l'hôpital Necker.)

Toutes les fois que la portion de l'intestin lésée est recouverte par le péritoine, la communication se fait par des adhérences antérieures; le travail inflammatoire qui les produit, s'étend quelquefois à tout le petit bassin (Krachowizer (1) Sturm).

Les fistules traumatiques et les fistules d'origine organique ont presque toujours le rectum pour siége; celles qui succèdent à un travail inflammatoire ulcératif siégent moins souvent sur cette portion de l'intestin; malheureusement les autopsies n'ont pas été faites bien souvent dans ces cas et c'est précisément alors qu'on aurait trouvé les détails les plus curieux.

Sur 18 cas de fistules non traumatiques dans lesquels l'orifice intestinal a été découvert, voici où il siégeait :

9 fois sur le rectum,
4 — S iliaque,
2 — intestin grêle,
2 — appendice vermiculaire,
1 — cæcum.

Le second exemple de communication de la vessie avec l'intestin grêle a été observé dans le service de M. Verneuil, à l'hôpital Lariboisière.

Obs. III. — Un viellard entre en 1868 à l'hôpital pour une fistule vésico-intestinale; il rendait des matières fécales avec les urines L'exploration du rectum n'y fait pas découvrir l'orifice de la fistule.

Mort au bout de quelques jours.

A l'*autopsie*, on trouve une anse d'intestin grêle adhérente à la vessie et s'ouvrant à sa face postérieure.

(Pièce n° 31 du musée de l'hôpital Necker.)

(1) The medical Record. New-York, 1867.

Les deux cas de perforation de l'appendice iléo-cæcal sont dus à Krachowizer (*loc. citat*). et à Kingdon (1).

Le cæcum ne peut se déplacer que dans les cas tout à fait exceptionnels où il est pourvu d'un mésentère, la communication ne peut donc être directe. Johnson a vu une fistule partir de la face antérieure de la vessie, s'avancer vers le côté droit entre les muscles et le péritoine, et arriver dans la fosse iliaque où se trouvait un vaste abcès ouvert dans le cæcum.

Les orifices sont de grandeurs très-différentes, du côté de la vessie comme du côté de l'intestin. Le trajet est souvent oblique et chemine entre la muqueuse et les tuniques sous-jacentes à la façon des uretères. Cela explique comment les urines passent seules dans l'intestin dans quelques cas, tandis que dans d'autres les matières fécales passent seules dans la vessie. Ménière (loc. citat.) M. Bouvier (3), Bobe-Moreau (4), ont vu des abcès de la fosse iliaque et des ligaments larges s'ouvrir à la fois dans la vessie et dans l'intestin, sans provoquer de fistule. Dans l'un de ces cas la malade rendit un lombric par l'urèthre très-longtemps après le début du phlegmon péri-utérin et la guérison ne survint qu'après cette expulsion; jamais il ne sortit de gaz ni de matières par cette voie. On sait qu'il est rare

(1) Cité par Davaine.
(2) Gaz. médic., 1837.
(3) Gaz. des hôpitaux, 1858.
(4) Journ. gén. de méd. de Sédillot, 1813.

de voir les matières fécales passer dans les abcès de la fosse iliaque, bien que ceux-ci se terminent souvent en se vidant dans l'intestin et cela à cause de la disposition valvulaire de l'orifice. La perforation vésicale et la perforation intestinale peuvent se produire et se cicatriser isolément; c'est ce qui arrive quand un corps étranger a ulcéré les parois intestinales par son contact; ce corps s'échappe du tube digestif qui se cicatrise aussitôt, puis est éliminé par la vessie au moyen de l'inflammation qu'il détermine. C'est, je crois, la seule manière de comprendre les cas nombreux auxquels j'ai fait allusion en traitant l'étiologie des perforations de l'intestin et de la vessie. Ainsi donc, pour qu'il y ait fistule, il faut que les deux orifices coexistent, il ne suffit pas par conséquent de voir sortir par l'urèthre, un noyau de cerise, un pepin de raisin, un lombric, etc. Dans les 14 cas d'ascarides lombricoïdes rendus par la verge, qu'à publiés M. Davaine, il n'y en a que quatre dans lesquels la fistule ait été démontrée (le 4e, le 5e, le 11e, et le 13e) (loc. citat.)

La vessie est petite, ratatinée; les parois sont épaissies; on y voit souvent des colonnes musculaires circonscrivant des anfractuosités profondes; c'est au fond de ces cellules qu'il faut chercher l'orifice de la fistule. Celui-ci siége ordinairement au bas-fond de la vessie à la hauteur des uretères ; on l'a vu aussi siéger aux faces postérieures et latérales; une fois il était situé à la face antérieure (Johnson, loc. citat.).

La cavité du réservoir urinaire est souvent remplie d'un détritus noirâtre, fétide, formé en partie par des matières fécales; celles-ci, par leur contact, amènent une inflammation qu'on retrouve également dans le canal de l'urèthre (muqueuse ardoisée, ulcérée, etc.). Les corps étrangers alimentaires qui viennent à séjourner dans la vessie, s'entourent de concrétions calcaires; dans les fistules traumatiques ce sont des balles, des chevrotines, etc., qui deviendront les noyaux de calculs urinaires.

Du côté de l'intestin l'urine détermine une irritation violente, le rectum en est quelquefois rempli jusqu'à l'S iliaque (Caudmont, *loc. citat.*). Quand la fistule n'a pas une cause organique l'intestin ne se rétrécit pas au-dessous de l'orifice. L'autopsie fait découvrir des lésions très-diverses dans les organes contenus dans le petit bassin, d'après la cause déterminante de la communication normale: quand cette cause est un rétrécissement de l'intestin, le trajet fistuleux s'agrandit très-vite, au point que chez certains malades tous les excréments passent par cette voie.

SYMPTOMATOLOGIE.

La fistule est constituée symptomatiquement par le passage de l'urine dans le rectum, ou par celui des matières alimentaires dans la vessie. Après des douleurs vagues dans le bas-ventre, des constipations répétées, les malades rendent d'abord quelques gaz à la fin de la miction ; dans un bon nombre de cas ce symptôme a été le premier; plus tard, il se mêle à l'urine de petites parcelles de matières alimentaires qui ne laissent plus de doutes sur la nature du mal.

Tout cela peut durer très-longtemps sans que la santé soit trop altérée. M. Boinet a communiqué à la Société de médecine de Paris le fait suivant, qui résume bien le début de l'affection :

« Un homme de 37 ans, né dans les colonies, souffrait depuis des années dans le vas-ventre ; plusieurs médecins crurent qu'il avait un rhumatisme intestinal. Il s'aperçut un jour qu'il rendait des gaz par l'urèthre et consulta Civiale, Philips, qui ne trouvèrent rien dans la vessie pour expliquer la présence des gaz ; on crut à leur production spontanée. Les douleurs de ventre continuaient toujours et au bout de quelque temps, le malade rendit par la verge du pus et des grumeaux rouges, qu'on prit pour du sang coagulé. Ces matières furent exprimées, et l'on découvrit que c'était de la viande mal digérée. Ce passage n'était pas continuel et jamais l'urine ne reflua dans le rectum. Au bout d'un an, le malade était dans le même état. »

D'autres fois le premier symptôme est l'issue d'un lombric par l'urèthre; puis, après un intervalle qui peut durer des années, sort un second ver, et la fistule se confirme.

Quand elle est bien établie, c'est-à-dire quand le trajet a une certaine largeur, les matières fécales passent dans la vessie et se mêlent à l'urine qui est boueuse fétide. J.-L. Petit et remarque que les urines passent rarement dans le rectum : ce qui l'étonne beaucoup, puisque les urines par leur fluidité doivent plus facilement s'insinuer dans un trajet rétréci. Son étonnement est très-légitime, mais il a certainement été provoqué par quelques cas exceptionnels. En effet, dans presque tous les exemples que j'ai eus sous les yeux, j'ai vu que l'urine passait par le rectum ; dans quatre cas elle y passait même seule sans qu'on trouvât trace de matière fécale dans le liquide rendu par la verge.

La remarque de J.-L. Petit est plus vraie quand les fistules sont causées par un rétrécissement de l'intestin; on voit alors le tube digestif se vider en grande partie par l'urèthre (Peunell et Holmes. *loc. cit*). Garlich (1) l'a vu se vider complétement par cette voie et cela pendant six semaines. Hill a relaté un cas analogue chez une femme (2).

Quand l'urine passe régulièrement dans l'intestin, elle détermine une diarrhée intense ; mais il ne faut pas croire pour cela que l'urine s'écoule continuellement par l'anus, le sphincter la retient pendant un certain temps. L'écoulement de l'urine n'est même pas toujours continu quand il y a complication de fistule périnéale. Les symptômes présentent de grandes variétés suivant l'état du tube digestif : par exemple, le malade qui fait le sujet de ma 1re observation rendait des matières fécales par l'urèthre lorsqu'il y avait de la diarrhée, tandis que dans l'état de santé habituel son infirmité se bornait à

(1) Journ. de méd. de Londres, ann. 1784 (2e partie).
(2) Comm. de méd. d'Edimb. (t. II, 2e partie).

l'émission d'une partie de ses urines par le rectum pendant chaque miction. M. Demarquay (1) raconte « qu'il a été consulté par un homme bien portant en apparence et qui, depuis huit ans, rend des gaz par la vessie, à la suite d'une communication de l'intestin avec cet organe, sans qu'on puisse expliquer l'origine de cette communication. Lorsque les digestions sont mauvaises et qu'il y a production d'une plus grande quantité de gaz, il rend par la vessie et l'urèthre un peu de matière fécale ; alors la vessie s'irrite et le malade souffre beaucoup. »

Si la fistule est étroite, la santé peut n'en être pas trop incommodée; mais, lorsqu'elle devient plus large, on voit survenir des accidents très-graves. Les matières alimentaires introduites dans la vessie irritent cet organe ainsi que le canal de l'urèthre qui deviennent le siége d'une sécrétion purulente ; quelquefois des fragments d'os ou des corps durs s'arrêtent dans le canal et amènent des rétentions d'urine excessivement douloureuses. Ces corps étrangers donnent naissance à des calculs plus graves que la fistule elle-même. Krachowizer (*loc. citat.*) a extrait par la taille neufs calculs volumineux chez un individu âgé de 28 ans qui avait rendu, comme premier symptôme, un lombric à l'âge de 8 ans. Il mourut de l'opération.

La durée de cette affection dépend beaucoup de la cause qui l'a produite et de la largeur du trajet fistuleux. Quand cette cause est organique, la mort ne tarde guère à survenir; on doit cependant regarder

(1) Essai de pneumatologie, p. 107.

la fistule comme une complication salutaire dans le cas de rétrécissement de l'intestin, car elle peut retarder de quelque temps l'apparition des symptômes d'occlusion intestinale. Les vieux catarrhes de vessie qui s'accompagnent de perforation de cet organe sont également promptement mortels. Mais si c'est une affection ancienne de l'intestin ou de la fosse iliaque qui s'est guérie en s'ouvrant dans le rectum, la communication anormale reste longtemps stationnaire : le malade dont j'ai rapporté l'histoire (obs. 1) était porteur de la sienne depuis dix-sept ans. C'est la même chose pour les fistules traumatiques : Richerand et Cloquet (1) ont eu l'occasion d'en voir une de trente années de date.

Dans ces fistules traumatiques le début est brusque, cela se conçoit, si la vessie et le rectum sont perforés par le corps vulnérant ; il est au contraire progressif si la communication n'a lieu qu'à la chute des eschares.

Quoi qu'il en soit, l'infirmité en question n'amène la mort que dans les circonstances suivantes : la perforation augmente et donne lieu à une péritonite; cette complication arrive également quand un rétrécissement intestinal, un os arrêté dans l'urèthre s'opposent au libre cours des matières fécales : d'autres fois le malade est emporté par la diarrhée continuelle qui l'affaiblit, ou bien par le catarrhe des muqueuses urinaire et intestinale.

(1) Tome XVIII des Arch. gén. de méd., p. 282.

DIAGNOSTIC.

Quand la communication accidentelle est très-large, le diagnostic est excessivement simple; il s'agit seulement de savoir si l'on a affaire à une fistule uréthro-rectale. Mais au début de la maladie, quand les symptômes sont encore intermittents, il est d'une grande importance de pouvoir apprécier la nature et l'étendue du mal.

Un malade se plaint de rendre des gaz par la verge, vous devez penser immédiatement à une communication vésico-intestinale. Je sais bien qu'il est généralement admis que ces gaz peuvent se produire spontanément dans la vessie, mais le fait ne me paraît pas suffisamment établi. On en a cité des exemples dans les fongus du bas-fond de la vessie, mais, l'autopsie n'ayant pas été faite, on est en droit de se demander s'il n'y avait pas déjà là un commencement de fistule. Je vois, d'autre part, que la production spontanée a été admise (dans ma 4e observation, dans celle de M. Boinet entre autres) dans des cas où la marche ultérieure de la maladie a démontré la perforation vésicale. On peut croire à la production spontanée des gaz dans la vessie lorsqu'il y a une rétention d'urine à cause de la décomposition possible de ce liquide et de sa transformation ammoniacale; mais, je le répète, quand un malade rend *spontanément* à la fin de la miction des bulles de gaz en plus ou moins grande quantité, il n'y a pas de doute, ces gaz viennent de l'intestin. Il faut donc s'informer si le malade a de la diarrhée, si ses matières ont une odeur d'urine; il faut également surveiller attentivement ce liquide et soumettre à un examen scrupuleux les corps étrangers qu'il renferme. On trouve alors dans le vase des parcelles alimentaires, des vers lombrics, des fragments de tænia, etc... Il est bon dans tout cela de ne s'en rapporter qu'à ses yeux pour n'être pas trompé par les malades.

L'urine peut être colorée par des médicaments pris par le malade : ce phénomène m'a pas mal intrigué chez le malade dont je rapporte ici l'observation. Je l'ai prise comme la première dans le service de mon maître, M. Demarquay.

Obs. IV. — *Catarrhe vésical. Diarrhée. Urines noires. Sous-nitrate de bismuth qui les colore. Fistule vésico-intestinale.* — Jean Boitier, âgé de 79 ans, militaire retraité, entre le 22 décembre 1868 à la Maison municipale de santé, dans le service de M. Demarquay. Je ne vois ce malade qu'à partir du 1er janvier 1869. A cette date, il souffre d'un catarrhe chronique de la vessie avec dépôt purulent dans l'urine; il urine fréquemment; son canal est rétréci. Un commencement de démence sénile l'empêche de donner des renseignements sur son état antérieur; mais nous apprenons par sa femme qu'il souffre dans le bas-ventre depuis plus d'un an; que, depuis cette époque, les urines sont troubles, et que les médecins consultés ont diagnostiqué un catarrhe de la vessie. Il a presque constamment de la diarrhée. Chaque effort de miction est accompagné de douleurs, qui sont surtout vives dans le gland.

Dans les premiers jours de janvier, la diarrhée redouble. On donne au malade 4 grammes de sous-nitrate de bismuth et 4 grammes de diascordium. Le 15, on y ajoute 0 gr. 05 d'extrait d'opium. Les selles deviennent un peu moins fréquentes; le malade urine très-peu; il rend par l'urèthre un liquide grisâtre qui devient plus foncé les jours suivants.

Le 21. Les urines sont tout à fait noires, bourbeuses. — On

supprime le bismuth, bien qu'on ne pense pas encore à l'existence d'une fistule vésico-intestinale.

Le 22. Dans la journée du 21, ce malade a rendu trois quarts de litre d'urine plus noire et plus épaisse que la veille. Trois selles dans la journée. M. Demarquay soupçonne alors un cancer mélanique des reins ou de la vessie. La palpation ne fait pas découvrir de tumeur dans la région lombaire ; elle fait seulement constater un peu d'empâtement dans le bas-ventre.

Le 23. — Nuit agitée, bien qu'il n'y ait pas de fièvre. La diarrhée continue; les selles sont également noires, bourbeuses; elles ont le même aspect que les urines. M. Demarquay introduit dans la vessie une sonde de calibre très-petit, par laquelle s'échappent des gaz et quelques gouttes d'urine noire. Ce chirurgien éprouve comme la sensation d'une pierre, sans pouvoir l'affirmer, attendu qu'on ne peut introduire de sonde métallique dans l'urèthre du malade. La vessie est très-rétrécie. — Lavement amidonné, avec 15 gouttes de laudanum; julep morphiné.

Le 24. Les matières continuent à être noires; le bismuth n'est plus donné depuis le 21. M. Grassy, qui a examiné les urines hier, nous donne le résultat de son analyse :

L'examen microscopique démontre que le liquide ne contient ni globules de pus, ni globules de sang; on y trouve seulement quelques débris de membrane épithéliale et quelques rares cristaux de phosphate ammoniaco-magnésien. Mais ce qu'il y a de plus remarquable, c'est qu'au milieu d'un liquide transparent on voit une multitude de petits corpuscules de couleur noire. Ces petits corps ne présentent pas de surfaces planes, cristallines ou anguleuses, comme cela arrive souvent aux poudres obtenues par contusion; on dirait une poudre obtenue par précipitation. Aucune trace d'organisation.

La liqueur filtrée donne un précipité noir, insoluble. Ce précipité, réuni sur le filtre, a été calciné au rouge sur une lame de platine; il s'est transformé en une poudre d'un blanc jaunâtre qui présente tous les caractères des sels de bismuth. La poudre noire était par conséquent du sulfure de bismuth, ou mieux du sous-nitrate de bismuth noirci par l'action de l'acide sulfhydrique.

Nous avons donc affaire à une fistule vésico-intestinale, comme la présence des gaz dans la vessie et comme l'analogie de couleur des matières fécales et de l'urine auraient dû nous le faire soupçonner.

Le 25. Le malade a rendu avec son urine quelques petits fragments de matières intestinales. Une injection colorée, pratiquée daus la vessie, revient par la sonde. Par le toucher anal, on ne sent pas d'orifice fistuleux.

. . . . La diarrhée ne s'arrête pas; affaiblissement considérable; démence complète; incontinence d'urine et selles involontaires; les fèces redeviennent jaunâtres. Battements du cœur intermittents.

Mort le 7 février. Pas d'autopsie.

Le rétrécissement de l'urèthre, le catarrhe chronique de la vessie, la présence vraisemblable d'une pierre m'ont fait ranger cette observation dans le groupe des fistules d'origine inflammatoire.

Un moyen de diagnostic qu'il ne faut pas négliger dans les cas douteux, ce sont les injections colorées dans la vessie. Ce moyen est infidèle quand le trajet fistuleux est très-étroit, il l'est encore si le trajet fistuleux traverse un abcès de la fosse iliaque ou un abcès urineux du petit bassin (cas de Reverdin), car cette cavité doit s'emplir avant que le liquide puisse arriver dans l'intestin. Il faut cependant y avoir recours pour ne pas confondre l'affection que j'étudie avec une fistule uréthrale. Ce diagnostic est généralement facile ; si on fait, dans ce dernier cas, une injection colorée dans le rectum, elle ne revient pas dans la vessie, comme on peut s'en assurer par le cathétérisme et réciproquement; la vessie se laisse distendre normalement et les envies d'uriner ne sont pas plus fréquentes que d'habitude. On a prétendu que dans la perforation de la vessie, l'urine devait s'écouler incessamment par le rectum, tandis que dans le cas de perforation de l'urèthre cet écoulement n'aurait lieu que pendant la miction; j'ai fait observer plus haut que le sphincter anal pouvait retenir l'urine un certain temps. D'autres causes d'ailleurs, telles que l'obliquité du trajet, la situation élevée de l'orifice vésical, peuvent, en cas de fistule vésicale, permettre à la vessie de retenir en partie la sécrétion urinaire. On est bien forcé d'invoquer ces raisons pour expliquer comment, quand il y a coexistence d'une fistule périnéale, l'urine ne s'écoule pas goutte à goutte par cette plaie.

M. Broca (*loc. cit.*) étant interne de Roux, a vu chez un malade une fistule à l'anus par laquelle s'écoulait de l'urine uniquement pendant la miction; on crut à une fistule uréthrale. Le malade mourut d'infection purulente sept jours après l'opération de la fistule à l'anus. A l'autopsie, on trouva une destruction du bas-fond de la vessie qui s'ouvrait dans le rectum.

Le diagnostic est quelquefois assez difficile pour embarrasser les chirurgiens les plus habiles :

M. Sédillot (1) a observé un cas de fistule urinaire ouverte au périnée dans le rectum ; le malade rendait de l'urine par la plaie et par l'anus lors de l'excrétion volontaire de ce liquide; par contre, les dernières gouttes d'urine rendues par la verge, soit spontanément, soit par le cathétérisme, étaient suivies de gaz intestinaux. M. Sédillot fait suivre l'observation des réflexions suivantes :

« L'urine venait de l'urèthre, puisque l'écoule-

(1) Contributions à la chirurgie, t. II, p. 386.

ment n'en était pas continu et qu'il correspondait au moment de l'excrétion volontaire; et cependant la présence de gaz dans la vessie semblait indiquer une communication directe de l'intestin avec la poche vésicale. Autrement il eût fallu supposer, ou que les gaz se développaient dans la vessie, ce qui ne s'expliquait pas, ou qu'ils pénétraient par son col dont ils surmontaient la résistance. La présence d'une sonde volumineuse dans le canal ne prévenait pas cet accident, et les gaz s'échappaient ensuite par l'instrument en aussi grande quantité: ils passaient donc alors entre l'instrument et l'urèthre, ce qui se concevrait plus facilement que leur production spontanée dans la vessie. »

Je crois, malgré l'autorité de l'éminent chirurgien que je viens de citer, que dans ce cas la fistule était plutôt vésicale qu'uréthrale. J'ai montré plus haut ce qu'il faut penser du seul argument en faveur de cette dernière hypothèse, et d'ailleurs n'est-il pas plus simple d'admettre que les gaz passaient directement du rectum dans la vessie, plutôt que d'imaginer qu'ils y arrivaient après avoir passé entre la sonde et l'urèthre et après avoir franchi le col vésical?

On ne peut savoir le siége de la fistule, du moment que l'examen du rectum ne fait pas découvrir l'orifice intestinal; on est réduit à des hypothèses basées sur l'étiologie de la maladie. Il ne faut pas se borner au toucher, il est utile d'examiner le rectum au spéculum, on pourra ainsi découvrir un orifice qui aurait échappé au toucher : « Un enfant rendait de l'urine par le rectum : M. Guersant explora ce dernier organe et ne trouva rien, mais à l'aide du spéculum il trouva une végétation rouge au centre de laquelle était une petite ouverture donnant issue à de l'urine » (1).

Cette question du siége ne présente plus qu'un intérêt secondaire, dès l'instant que l'orifice intestinal est hors de la portée de l'intervention chirurgicale.

Si c'est l'intestin grêle qui communique avec la vessie, on pourra le soupçonner d'après le temps que mettront les aliments pour arriver dans ce réservoir, et d'après l'état de digestion dans lequel ils seront.

PRONOSTIC.

D'une manière générale, le pronostic de cette affection est très-sérieux; il est subordonné à la nature des symptômes qu'elle présente. Ainsi, le malade a beaucoup plus de chances de guérir si l'urine seule passe par le trajet fistuleux que si les matières intestinales viennent s'accumuler dans la vessie; dans le premier cas, en effet, on pourra s'opposer au passage du produit de l'excrétion urinaire par le rectum, tandis que dans le second on sera à peu près désarmé. Ce dernier symptôme ne rend cependant pas la fistule incurable, car le malade cité par Berton (*loc. cit.*) guérit spontanément bien qu'ayant rendu quelques parcelles d'aliments dans les urines.

(1) Bull. Société anat., t. XXIII, p. 314.

Je vais examiner la question du pronoctic dans les trois variétés de fistules.

1° Les fistules d'origine organique sont parfaitement incurables et c'est à elles que s'applique tout ce que les auteurs ont dit du pronostic de cette maladie. « La fistule vésico-intestinale, dit Boyer (1), est au-dessus des ressources de l'art. » La mort arrive dans un délai plus ou moins long; la présence de la fistule retarde bien la terminaison fatale dans le cas de rétrécissement de l'intestin, mais le répit n'est pas de longue durée.

2° Le pronostic est beaucoup moins grave dans les fistules d'origine inflammatoire et c'est dans ces cas que l'on peut étudier la terminaison propre à la maladie en général.

Sur 30 cas de ce genre il y a eu :

4 guérisons (J.-L. Petit, Laugier (2), Guibout (3), Berton);

5 restées stationnaires;

3 morts de maladies étrangères à la fistule;

4 dans lesquelles les détails manquent;

Et 14 morts de causes multiples (abcès urineux du petit bassin, péritonite, suppurations des muqueuses de l'intestin, de la vessie, de l'urèthre, diarrhée, etc...).

Ce qui augmente beaucoup le chiffre des morts dans cette statistique, ce sont les fistules causées par les catarrhes de vessie, ceux-ci constituent à eux

(1) Boyer, t. IX, p. 57.
(2) Bull. de l'Acad. de méd., 1857.
(3) Société de méd. de Paris, 1867.

seuls une maladie très-grave d'autant mieux qu'on les observe chez des individus d'un âge assez avancé. Dans la plupart des observations on voit la perforation vésicale arriver à une époque très-avancée de la maladie initiale ; aussi parmi les 4 guérisons, on n'en a noté qu'une chez un individu atteint primitivement de catarrhe vésical.

3° Les fistules traumatiques sont les moins graves de toutes, si je puis en juger par le petit nombre de faits que j'ai recueillis. Celles qui succèdent aux coups de feu sont très-rares, à cause de la gravité des blessures de la vessie (*Cui persecta vesica lethale*, a dit Hippocrate). Sur 6 cas de ce genre, on compte :

3 guérisons (Baudens, Larrey) (1);

2 restées stationnaires, l'une datant de trente ans;

1 mort (Dupuytren) (2).

On n'est pas étonné de cette bénignité en réfléchissant que la fistule s'établit entre parties tout à fait saines.

TRAITEMENT.

Le traitement présente des indications spéciales suivant qu'on a affaire à :

1° Une fistule d'origine organique;
2° Id. id. inflammatoire;
3° Id. id. traumatique.

1° Ici, le traitement est purement palliatif, puis-

(1) Mémoires de chirurgie militaire, t. XXI.
(2) Cité par M. Demarquay (Mém. sur les plaiesde la vessie).

que la maladie causale est incurable. On doit se borner à des soins de propreté minutieux, faire des injections dans la vessie pour faciliter la sortie des excréments, etc... Quant toutes ces matières passent par la vessie, les accidents de rétention d'urine, d'occlusion intestinale sont très-fréquents, il y a distension de la vessie, menace de rupture, etc. Pour obvier à ces inconvénients, Peunell et Holmes (*loc. cit.*) ont, dans deux cas, créé un anus artificiel par la méthode de Callisen : l'un des malades survécut un an à l'opération, l'autre quelques années. Ces résultats sont assez encourageants pour que, le cas échéant, on imite cette pratique.

2° La première des conditions nécessaires à l'oblitération de tout trajet fistuleux, est de s'opposer au passage des produits d'excrétion par la voie anormale en facilitant leur écoulement par les voies naturelles. On peut facilement remplir cette condition quand le trajet fistuleux très-étroit ne se laisse traverser que par l'urine. Pendant le repos de la vessie, les parois de la fistule sont au contact : ce contact cesse si la poche urinaire se distend et entre en contraction pour chasser son contenu : l'urine sort alors par l'urèthre et par le rectum comme dans ma 1re observation. Quoi de plus naturel dans ces circonstances, que de placer une sonde à demeure dans le réservoir urinaire?

C'est ce qu'a fait J.-L. Petit (1) dans un cas où il fut assez heureux pour obtenir la guérison ; son

(1) Œuvres posthumes, t. II, p. 83, obs. 5.

malade porta pendant six semaines une sonde en S, « de sorte que la vessie ayant été tout ce temps sans être dilatée, les fibres se rapprochèrent et l'ouverture se consolida... »

Le malade que j'ai observé (obs. 1) ayant quitté le service après un court séjour, on ne put essayer ce mode de traitement; mais pour cela il aurait fallu le faire renoncer à ses chères habitudes d'ivrognerie. On a pu voir, en effet, en lisant l'observation, que les excès en donnant à R... des troubles gastro-intestinaux amenaient le passage des matières dans la vessie, tandis qu'à l'état normal, les urines seules suivaient une voie anormale. J.-L. Petit (3) rencontra des difficultés analogues chez un individu dont il raconte l'histoire en ces termes :

« Un homme âgé de 25 à 30 ans, atteint d'hémorrhoïdes internes et sanieuses, rendait des matières fécales avec les urines. Je proposai l'usage de la sonde en S; mais il n'en fit rien. Quand même il en aurait fait usage, je ne crois pas qu'il eût pu guérir, parce qu'il n'observait aucun régime, étant adonné au vin, et même aux femmes. Si bien qu'à sa maladie se joignit une gonorrhée dont il mourut. »

Ce qui rendait aussi ce cas défavorable, c'était le passage du contenu du rectum dans la vessie. Quand les malades rendent quelques bulles de gaz et quelques rares parcelles de matières alimentaires, on

(2) Id., p. 84, obs. 6.

les voit néanmoins guérir, mais alors le traitement n'y est pour rien. J'ai déjà cité le cas de guérison de Berton. En voici un autre : M. Laugier (*loc.cit.*) a présenté à l'Académie de médecine un homme qui, après avoir rendu un lombric par l'urèthre, conserva pendant longtemps une fistule vésico-intestinale, et qui finit par guérir spontanément.

L'orifice intestinal est-il sensible au toucher ou visible au spéculum ? on cherchera à le cautériser, on y fera des injections astringentes, bien que ces moyens n'aient pas donné de succès à ma connaissance. Quand cet orifice est situé à la partie inférieure du rectum, le tissu cellulaire des fosses ischio-rectales peut s'enflammer pour donner naissance par la suite à une fistule anale. L'opération de cette fistule anale suffit alors pour guérir la communication, pourvu que les pansements ultérieurs soient bien faits ; je vais en dire un mot au sujet du traitement des fistules traumatiques : « Un homme avait une fistule anale très-profonde, dit M. Guibout ; lorsqu'il urinait, des gaz sortaient par le canal de l'urèthre, gaz qui avaient une odeur stercorale très-prononcée. Ce malade fut opéré de sa fistule et ne rendit plus de gaz par l'urèthre. »

Ce fait est plein d'enseignement, car je suppose que l'infirmité dont je m'occupe soit pas trop gênante, ne pourrait-on pas, comme on le fait pour les fistules traumatiques, inciser toute la portion du rectum située au-dessous de la fistule, comprendre dans l'incision le trajet fistuleux et une partie du périnée, faire, en un mot, une sorte de taille recto-vésicale? On placerait ensuite une sonde à demeure dans la vessie et une grosse mèche dans le rectum qui permettrait de diriger la cicatrisation.

Les calculs vésicaux doivent être enlevés par la taille ou par la lithotritie. Le malade taillé par Dupuytren (*loc. cit.*), dans ces conditions, eut une tendance à la guérison, bien qu'on n'ait pas compris le rectum dans l'incision périnéale.

3° On peut généralement porter remède aux fistules traumatiques dès le moment de leur formation. Si pendant une opération de taille, on vient à blesser le rectum, il ne faut pas hésiter, comme le recommande Desault, à fendre sur-le-camp les parties comprises entre l'incision périnéale de la taille, l'ouverture faite au rectum, et la marge de l'anus. Le même traitement est applicable aux fistules de date ancienne. « On introduit ensuite une sonde en gomme élastique dans la vessie et on interpose entre les bords de la nouvelle plaie, une mèche de charpie afin de s'opposer à leur rencontre avant la cicatrisation de l'ancien trajet fistuleux. »

Ce procédé est mis en usage pour les fistules par coup de feu. Je n'en citerai comme exemple que l'observation de Baudens. (Voir *Etiologie.*)

« Après avoir coupé les tissus qui séparaient les ouvertures du rectum et du col de la vessie, on plaça dans la vessie une sonde à demeure. Une très-grosse mèche fut laissée dans le rectum, une portion des brins de charpie qui la composaient fut ramenée vers l'angle antérieur de la plaie, afin de la faire cicatriser du fond vers la circonférence. Le blessé fut soumis au même traitement que s'il eût subi une opération de fistule anale. Au bout de deux mois, guérison radicale. »

Ce procédé ressemble beaucoup au procédé dit de Martin pour les fistules congénitales, du moins comme manuel opératoire ; il n'y a de changé que les conditions dans lesquelles on opère.

CONCLUSIONS.

1° Les *fistules congénitales* sont dues à un arrêt de développement de l'intestin et de la vessie.

2° Toutes les fois qu'il y a communication congénitale entre le rectum et la vessie, il y a en même temps imperforation ano-rectale.

3° On peut observer ces fistules chez les filles.

4° Le rectum est toujours très-imparfaitement développé; il est situé à une distance assez grande du périnée.

5° Les imperforations de l'urèthre, le rectum étant normal, ne s'accompagnent pas de fistule vésico-intestinale.

6° Cette maladie s'accompagne souvent d'autres vices de conformation.

7° Le pronostic est grave, car on aura peu de chances d'établir l'anus dans la région périnéale.

8° Deux cas de guérison, dont un très-douteux.

9° Le traitement consiste à opérer l'imperforation.

10° Les *fistules traumatiques* succèdent aux tailles recto-vésicales, aux perforations de la vessie par un cathéter, aux blessures par armes à feu.

11° Les fistules *accidentelles non traumatiques* sont quelquefois produites par l'inflammation ulcérative d'un des organes contenus dans le petit bassin (typhlites, pérityphlites, abcès de la fosse iliaque, perforation de l'appendice vermiculaire, catarrhe de vessie, abcès de la prostate, corps étrangers de la vessie, etc.)

12° Dans la grande majorité des cas les ascarides lombricoïdes profitent d'une perforation préexistante pour passer dans la vessie; ils ne peuvent ulcérer l'intestin par leur contact qu'en pénétrant dans l'appendice iléo-cæcal et seulement à titre de corps étrangers.

13° J'ai trouvé trois cas de fistule vésico-intestinale chez la femme.

14° La sortie de gaz par l'urèthre est un signe de communication de la vessie avec l'intestin si ces gaz sont rendus spontanément à la fin de la miction.

15° L'urine ne s'écoule pas continuellement par le rectum.

16° Cet écoulement n'est même pas forcément continuel lorsqu'il y a en même temps fistule à l'anus.

17° Les fistules d'origine organique sont incurables; celles qui ont une origine inflammatoire ou traumatique sont au contraire susceptibles de guérir.

18° Le traitement consiste en soins de propreté s'il s'agit de fistules d'origine organique (anus artificiel s'il y a rétention des matières).

Dans les fistules d'origine inflammatoire, essayer la sonde à demeure; si l'orifice rectal est visible et que les symptômes soient graves, opérer comme s'il s'agissait d'une fistule borgne anale.

Pour les fistules traumatiques, même traitement que pour les fistules anales complètes en modifiant un peu l'opération et le pansement consécutif.

TABLE DES MATIÈRES

Paris. A. PARENT, imprimeur de la Faculté de Médecine, rue Mr-le-Prince, 31.

Paris. A. PARENT, imprimeur de la Faculté de Médecine, rue Mr-le-Prince, 31

www.ingramcontent.com/pod-product-compliance
Ingram Content Group UK Ltd.
Pitfield, Milton Keynes, MK11 3LW, UK
UKHW021649260726
13994UKWH00003B/1375